ESSAI

SUR LE

TRAITEMENT DES SYNOVITES

A GRAINS RIZIFORMES

DE LA FACE ANTÉRIEURE DU POIGNET ET DE LA MAIN

PAR

Sp. Joseph-LAFOSSE

DOCTEUR EN MÉDECINE DE LA FACULTÉ DE PARIS

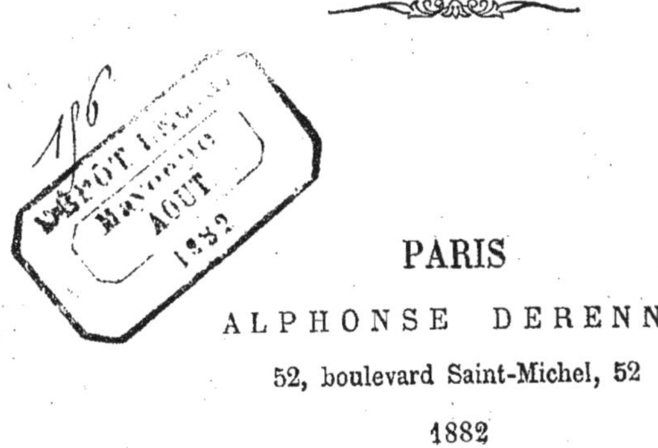

PARIS

ALPHONSE DERENNE

52, boulevard Saint-Michel, 52

1882

ESSAI

SUR LE

TRAITEMENT DES SYNOVITES

A GRAINS RIZIFORMES

DE LA FACE ANTÉRIEURE DU POIGNET ET DE LA MAIN

PAR

Sp. Joseph-LAFOSSE

DOCTEUR EN MÉDECINE DE LA FACULTÉ DE PARIS

PARIS

ALPHONSE DERENNE

52, boulevard Saint-Michel, 52

1882

A MON PÈRE ET A MA MÈRE

A MA SŒUR

A MES PARENTS

A MES AMIS

ESSAI

SUR LE

TRAITEMENT DES SYNOVITES

A GRAINS RIZIFORMES

de la face antérieure du poignet et de la main

Depuis longtemps les chirurgiens, instruits par les résultats déplorables de la pratique de leurs prédécesseurs avaient renoncé à porter le bistouri sur les kystes synoviaux de la main. Ces tumeurs étaient devenues une sorte de *noli me tangere* qu'ils se contentaient de combattre par des moyens, plus empiriques que médicaux, sur l'efficacité desquels ils ne se faisaient d'ailleurs aucune illusion.

Encouragés par l'immunité acquise aux tentatives chirurgicales, grâce aux méthodes antiseptiques, les chirurgiens ont peu à peu délaissé les traitements anodins et illusoires pour une intervention plus active, l'incision de la poche kystique. Cette opération qui semblait à tout jamais condamnée paraît reconquérir aujourd'hui la faveur des praticiens. Les essais tentés en ce sens sont encore peu nombreux, et il serait téméraire de vouloir, dès maintenant, juger en dernier ressort la valeur de cette méthode thérapeutique. C'est pourquoi nous nous proposons seulement de rechercher dans ce travail si ces tentatives méritent d'être continuées, si les procédés antiseptiques ont rendu bénigne en ses suites et féconde en résultats heureux, l'incision des kystes synoviaux du poignet.

Le sujet que nous allons traiter n'est assurément pas nouveau, mais on ne saurait lui reprocher d'être dénué d'intérêt. Il n'est pas d'année où la question des kystes hordéiformes du poignet ne soit posée devant la Société de chirurgie, et chaque fois elle y soulève une vive discussion. Ces discussions n'ont pas eu jusqu'ici pour résultat de mettre d'accord les partisans de l'abstention ou de l'intervention chirurgicale : le problème reste donc entier.

Dans la première partie de ce travail, nous passerons en revue les divers procédés médicaux employés jusqu'ici et nous rechercherons s'ils ont donné des résultats assez satisfaisants pour qu'on s'en puisse contenter. Dans une seconde partie, nous étudierons le traitement chirurgical des kystes hordéiformes, comparant les résultats de l'incision, telle qu'on la pratiquait autrefois aux résultats obtenus par l'emploi des méthodes antiseptiques.

Que nos maîtres dans les hôpitaux, MM. les professeurs Verneuil et Le Fort, MM. Nicaise et Th. Anger, veuillent bien agréer l'expression de notre gratitude pour leurs bons conseils et la bienveillance avec laquelle ils ont favorisé nos recherches.

Nous devons à l'obligeance de notre excellent ami, M. Leprévost, interne des hôpitaux, des documents fort intéressants. Nous lui adressons aussi tous nos remerciements.

CHAPITRE PREMIER

Les diverses opérations pratiquées dans le but de guérir les kystes à grains riziformes ont été souvent le point de départ d'accidents sérieux et en particulier de phlegmons très graves ; quelquefois même les malades ont succombé à la suite de l'ouverture de ces tumeurs. Aussi n'est-il pas étonnant que les chirurgiens cherchant à éviter ces complications se soient ingéniés à modifier leurs méthodes opératoires, tandis que d'autres, plus timorés, demandaient à la thérapeutique médicale la guérison de ces tumeurs. Nous pouvons donc diviser en plusieurs classes les différents modes de traitement des synovites à grains riziformes. Dans la première, nous admettons les moyens de traitement purement médicaux. Dans la seconde nous classerons les diverses opérations qu'on a pratiquées sur ces tumeurs. Enfin, on a associé les moyens médicaux aux moyens chirurgicaux ; c'est là une méthode mixte qui a très souvent été employée.

TRAITEMENT MÉDICAL

Les pommades fondantes, les liquides résolutifs, les cautères, les vésicatoires et la compression, tels sont les principaux moyens qui ont été successivement préconisés pour amener la résolution de ces kystes.

Autrefois, on employait les cautères et les moxas, mais, les résultats obtenus par un pareil traitement sont loin d'être satisfaisants. Outre les douleurs très vives qu'ils causent au malade, ces agents thérapeutiques ont souvent été le point de départ d'inflammations violentes. Aussi cette méthode est-elle aujourd'hui complètement abandonnée.

Les applications de vésicatoires ont fourni quelquefois de bons résultats. Velpeau cite plusieurs cas de guérison qu'il obtint par cette médication : les malades étaient affectés de « tumeurs en bissac et crépitantes de la région palmaire du poignet. » — L'un d'eux fut traité comme il suit : applications de vésicatoires tous les dix jours; frictions faites alternativement avec la pommade à l'iodure de plomb et l'onguent mercuriel. Le malade fut guéri en cinq mois. — Chez un autre, il appliqua successivement quatre vésicatoires et plaça sur la tumeur des compresses imbibées d'une solution de sel ammoniaque. — Plus tard aux vésicatoires et aux liquides résolutifs, il associa la compression, et obtint, par ce moyen, la guérison de deux autres malades.

Malheureusement pour obtenir la résolution de la tumeur on est obligé de multiplier les applications de vésicatoires et souvent, sous l'influence de ce traitement, la région privée de son épiderme devient tellement douloureuse que le malade ne peut supporter la compression. C'est là un inconvénient sérieux de cette médication dont nous allons exposer les règles : Le vésicatoire devra recouvrir complètement la tumeur ; on devra le laisser en place pendant huit à dix jours environ. Il est bon de conserver autant que possible l'épiderme, en se contentant d'évacuer la sérosité par la ponction de la phlyctène : en agissant ainsi, on rendra la compression moins douloureuse. Les applications de vésicatoires, pour produire un effet sensible, doivent être continuées pendant un certain temps, mais, il ne faudra placer un nouvel emplâtre que lorsque la plaie de l'ancien sera bien cicatrisée, ce qui demande en moyenne de six à dix jours. Si l'on voyait, au bout de quelque temps, la tumeur diminuer, il ne faudrait pas rester inactif, mais continuer le traitement avec persévérance, car chaque fois que cette médication a réussi (ce qui est malheureusement très rare) la guérison s'est toujours fait attendre fort longtemps.

L'alcool employé comme topique et uni à la compression a quelquefois suffi pour amener la résolution de ces tumeurs. Nous rapportons ici un cas de guérison obtenu par cette médication, et nous insistons sur ce point, c'est que le malade fut définitivement guéri car, au bout d'un an, la tumeur n'avait pas reparu.

Observation I

Par le Dr Houzelot de Meaux, empruntée à la thèse de Michon.

Le nommé G..., ouvrier terrassier, est entré l'hôpital de Meaux en septembre 1847. Il est atteint d'un kyste en bissac siégeant à la face palmaire du poignet et de la main. La tumeur est fluctuante par la pression ; on fait facilement refluer le liquide d'une poche dans l'autre ; pas de crépitation. Après avoir employé sans résultat, l'acupuncture, la compression, les vésicatoires, M. Houzelot se décida à tenter à l'extérieur l'emploi de l'alcool rectifié.

La tumeur fut enveloppée de compresses trempées dans l'alcool et, par dessus l'on fit un bandage compressif. Six fois par jour, le bandage fut arrosé d'alcool. Tous les quatre ou cinq jours, on cessait l'emploi de ce topique et on y substituait des cataplasmes émollients, pour ramollir la peau racornie par l'effet astrigent du médicament et la rendre de nouveau sensible à son action. Au bout d'un mois de ce traitement le malade était guéri; quinze jours après, il sortait de l'hôpital. Durant une année entière G..., continua à travailler à Meaux ; M. Houzelot put ainsi constater la persistance de la guérison.

Dans le cas qui nous occupe, est-ce à l'alcool, est-ce à la compression que l'on doit attribuer le rôle prépondérant dans la guérison de la tumeur? Tout ce qu'il y a de certain, c'est que si les applications d'alcool ont donné de bons résultats dans le traitement des synovites simples, elles ont presque constamment échoué quand on s'est trouvé en présence d'une synovite à grains riziformes. En résumé, c'est une méthode fort infidèle sur laquelle il ne faut guère compter. Le succès que nous venons d'enregistrer est un fait isolé, et malgré toutes nos recherches, nous n'avons pu trouver un second cas de guérison obtenu par cette médication.

Nous ne parlerons que pour mémoire des badigeonnages à la teinture d'iode qui n'ont jamais produit aucun résultat satisfaisant. Cette médication, fort bénigne d'ailleurs, est complètement insuffisante pour amener la résolution des kystes à grains riziformes.

Le chlorhydrate d'ammoniaque était considéré par Boyer comme le meilleur topique que l'on pût employer contre les tumeurs connues sous le nom de ganglions. Velpeau se servit d'une solution de ce sel comme moyen de traitement des synovites hordéiformes du poignet. Nous avons déjà parlé d'un malade que cet habile chirurgien guérit au moyen de quatre vésicatoires auxquels il associa des applications de sel ammoniaque. De nos jours, cette médication est encore quelquefois employée. Voici de quelle manière on doit instituer ce traitement : On taille dans de l'amadou un certain nombre de rondelles que l'on trempe dans une solution de sel ammoniaque, puis après les avoir empilées les unes sur les autres au niveau de la tumeur, on applique par-dessus un bandage compressif. Nous rapportons ici l'observation d'un malade du service de M. Tillaux qui fut soumis à cette médication.

Observation II

(Par F. Leprévost, interne des hôpitaux. Hôpital Beaujon. Service de M. le docteur Tillaux).

X..., âgé de 50 ans, se présente à l'hôpital Beaujon le 20 février 1882.

Il raconte que, trois mois auparavant, pendant la manœuvre d'une pompe, il ressentit dans le poignet gauche une douleur assez vive, et constata, sur le bord cubital de la main, la présence d'un gonflement anormal qu'il n'avait pas remarqué jusqu'alors. Il est vrai que depuis longtemps, il ressentait dans les doigts, particulièrement dans l'index, le médius et l'annulaire des fourmillements assez pénibles.

L'application d'un vésicatoire au niveau du poignet n'amena aucun soulagement dans l'état du malade qui, incapable de travailler, se décida à entrer à l'hôpital.

État actuel, 20 *février*. — Nous ne relevons dans les antécédents du malade rien qui mérite d'être noté : ni syphilis, ni rhumatisme ; aucune affection chirurgicale ou médicale antérieure. Il entrait à l'hô tal seulement pour être soigné de sa main gauche.

Cette main offre des déformations particulières, l'index, le médius et l'annulaire sont recourbés en crochet dans la paume de la main, leur extension, même limitée, est impossible. Les doigts sont fixés dans cette situation par une évidente rétraction de l'aponévrose palmaire. Sur leur prolongement, la peau est comme sous tendue par une corde à laquelle elle adhère intimement et présente des rides transversales nombreuses. Cet état remonte à plusieurs années, le malade n'en peut préciser le début, mais il reconnaît que la flexion des doigts va s'accentuant de jour en jour.

Sur le bord interne de la main et du poignet, on observe une tumeur longue de quatre travers de doigt occupant, dans la paume de la main, toute la largeur de l'éminence hypothénar. En haut, elle est plus étroite et dépasse d'un centimètre environ l'apophyse styloïde du cubitus. Cette tumeur présente, au niveau du ligament annulaire du carpe, un étranglement qui la divise en deux parties inégales, et lui donne la forme d'un bissac. La peau, à son niveau est très tendue, un peu rouge (à cause de l'application récente d'un vésicatoire) et plus chaude que de l'autre côté. Cette partie est évidemment le siège d'une légère poussée inflammatoire. La consistance de la tumeur est presque rénitente. Les pressions alternatives sur l'une et l'autre poche donnent naissance au bruit de chaînon caractéristique des kystes hordéiformes.

Notre malade est donc atteint d'un kyste à grains riziformes de la gaîne du fléchisseur du petit doigt et d'une rétraction de l'aponévrose palmaire. Peut-être ces lésions sont-elles d'origine professionnelle? Le malade en effet, exerce depuis plus de vingt ans le métier de vidangeur. La manœuvre de la pompe exigeant des mouvements répétés d'extension et de flexion de la main a pu, à la longue, déterminer une synovite de la gaîne dn petit doigt et cela d'autant plus facilement qu'en raison de la présence des brides fibreuses de la paume et de l'immobilité des autres doigts, tout l effort portait sur le bord cubital de la main.

Traitement. — Application sur les points carpien et palmaire de rondelles d'amadou imbibées d'une solution de chlorhydrate d'ammoniaque et compression énergique. Pansement renouvelé tous les matins. Le septième jour, la tumeur cubitale s'affaissa subitement tandis que l'éminence thénar devenait le siège d'un gonflement diffus et de douleurs assez vives qui se calmèrent bientôt. Il est évident que les grains riziformes de la gaîne cubitale avaient pénétré dans la gaîne du fléchisseur du pouce.

Quelques jours après le malade quitte l'hôpital

L'observation qui précède est intéressante à plus d'un titre, et nous aurons plus loin l'occasion d'en faire la critique. Faisons seulement remarquer ici, l'insuffisance des applications de chlorhydrate d'ammonniaque.

Quoique la compression ne soit pas à proprement parler un moyen de traitement médical, nous placerons cependant dans ce chapitre la description de cette méthode, car la compression a été, dans la pratique, si souvent associée aux diverses applications médicamenteuses, qu'il nous paraît difficile de séparer ces deux modes de traitement. On peut faire de la compression de différentes manières : au moyen d'un pansement ouaté. On peut encore remplacer l'ouate par des compresses graduées que l'on place au niveau de la tumeur. Dans certains cas, on pourrait se servir, comme l'a fait M. le professeur Lefort, d'une plaque en gutta-percha moulée sur la tumeur et maintenue au moyen d'une bande.

La compression n'est pas exempte d'inconvénients, souvent elle détermine de l'engourdissement et des fourmillements dans la région malade et quelquefois même des douleurs si vives que l'on est obligé de suspendre ce traitement.

Ce n'est pas là le seul inconvénient de ce mode de traitement. On a vu la tumeur primitivement limitée à une seule gaîne s'étendre, sous l'influence de la compression, à une gaîne voisine. L'observation II nous en fournit un remarquable exemple. Lorsque le malade est entré à l'hôpital, la gaîne du fléchisseur du pouce était seule atteinte et au bout de plusieurs jours de traitement par la compression, la gaîne cubitale avait été complètement envahie. Dupuytren rapporte un cas identique à celui dont nous venons de parler. Nous pensons qu'il ne sera pas sans intérêt de donner un résumé succinct de cette observation.

OBSERVATION III

Tumeur siégeant au niveau de la partie antérieure de la phalange de l'annulaire de la main droite. Le malade fut quelque temps sans songer à y porter remède. Au bout de quatre mois le volume du doigt avait triplé, les mouvements étaient devenus impossibles; le malade ressentait un sentiment d'agacement semblable à celui que l'on éprouve

à presser un bas de soie. A cette époque, il se décida à se faire traiter. Un chirurgien appliqua un bandage compressif et continua très
longtemps ce traitement. Le gonflement disparut complètement de son
siège primitif, mais gagna la paume de la main, dans laquelle il faisait
une saillie proportionnée à celle qui était sur la face palmaire du doigt
annulaire. Plus tard, la tumeur grossit rapidement et amena l'impotence fonctionnelle du membre.

L'explication de ces faits peut facilement se déduire de
la disposition anatomique des gaînes synoviales. Normalement, elles n'ont entre elles aucune communication, mais,
comme l'a fort bien démontré M. Gosselin, elles présentent
très souvent dans leur disposition de nombreuses anomalies. Chez les gens âgés et qui se livrent habituellement
aux travaux manuels, des communications s'établissent fréquemment entre deux synoviales voisines. Quelquefois
même, sous l'influence de frottements réitérés, des bourses
séreuses accidentelles peuvent se développer entre deux
gaînes qui normalement n'arrivent pas en contact, et les
faire communiquer entre elles. Ceci posé, on comprend
fort bien que la compression puisse, dans quelques cas, faire
refluer l'épanchement d'une gaîne dans une autre. Peut-
être même la compression, en exagérant la tension du liquide dans la poche, n'est-elle point sans influence sur la
formation de ces orifices de communication. Dans tous les
cas, c'est là un inconvénient sérieux de ce mode de traitement, et les faits précédents nous prouvent que la compression n'est pas toujours aussi inoffensive qu'on pourrait
le croire au premier abord.

Il ne nous reste plus à présent qu'à discuter la valeur
des différentes méthodes de traitement que nous venons

d'étudier : ces moyens sont-ils suffisants pour amener la résolution des synovites à grains riziformes ? Les succès obtenus par Velpeau ainsi que par le docteur Houzelot nous permettent de répondre affirmativement ; mais il faut bien le dire, les succès sont excessivement rares. Aussi ne faut-il pas trop compter sur ces moyens qui échouent le plus souvent. Dans la plupart des cas on devra recourir à l'intervention chirurgicale. On a pu voir aussi ces tumeurs disparues sous l'influence d'un pareil traitement récidiver au bout d'un temps plus ou moins long. Les chances de succès ne sont pas toujours les mêmes. Un kyste petit, franchement fluctuant, à poche peu épaisse, contenant peu de grains riziformes, pourra peut-être guérir sous l'influence des moyens que nous venons d'étudier, mais quand on se trouvera en présence d'un kyste ancien, à parois épaisses, rempli de grains hordéiformes, ces moyens seront à coup sûr illusoires.

Nous ferons de nouveau remarquer, que le traitement médical des synovites à grains riziformes est toujours fort long, et ce n'est souvent qu'au bout de plusieurs mois que l'on peut obtenir la résolution de la tumeur. Néanmoins, vu l'innocuité de ces moyens, il est toujours permis au chirurgien de tenter quelques-unes des méthodes que nous venons d'étudier, avant de recourir à l'intervention chirurgicale.

CHAPITRE II

Les différents modes de traitement que nous venons
d'étudier ont si rarement fourni de bons résultats que l'on
peut les considérer comme insuffisants ; aussi devons-nous
demander la plupart du temps, au traitement chirurgical,
la guérison des synovites à grains riziformes. Un certain
nombre de méthodes opératoires ont été employées dans le
but de guérir ces tumeurs. L'extirpation, la ponction
simple ou suivie d'injection iodée, l'incision, le séton, le
drainage, tels sont les principaux modes opératoires successivement préconisés par les chirurgiens. Nous nous
proposons, dans ce chapitre, d'étudier chacune de ces méthodes et de rechercher s'il en est une à qui l'on doive
donner la préférence.

Extirpation. — L'extirpation était autrefois considérée
comme le moyen le plus sûr de guérir radicalement les
kystes à grains riziformes. Warner employa plusieurs fois
cette méthode avec succès. Un de ses malades guérit sans
inflammation notable ; chez un autre, il se forma un petit
abcès au niveau de la partie inférieure de l'avant bras. La
guérison fut néanmoins complète et les mouvements con-
servés. Dans l'un et l'autre cas, l'opération fut très laborieuse ; Warner fut obligé d'inciser le ligament annulaire

antérieur du carpe, et à cause des adhérences, la dissection du kyste présenta de grandes difficultés.

Jarjavay cita aussi plusieurs cas de guérison obtenus par l'extirpation ; mais alors, la tumeur siégeait à la face dorsale du poignet, ce qui rendait le manuel opératoire beaucoup plus facile. Aussitôt après l'opération, la partie malade fut soumise à l'irrigation continue.

Cette méthode qui n'a d'ailleurs été que très rarement employée est aujourd'hui complètement abandonnée. L'opération est par elle-même fort délicate, car il est très difficile d'isoler les tendons, les nerfs, les vaisseaux, qui souvent ont contracté des adhérences intimes avec la tumeur. Voici quelle est l'opinion de Boyer au sujet de cette opération. « L'extirpation est une opération que le volume de
« la tumeur, ses rapports avec les parties environnantes et
« les adhérences intimes du kyste avec les tendons fléchis-
« seurs des doigts, rend très laborieuse ; mais elle produit
« plus sûrement que l'incision ou le séton, la guérison de
« la maladie. »

Suivant Velpeau, l'extirpation est non seulement dangereuse au point de vue du manuel opératoire, mais elle expose plus que l'incision à une vaste suppuration et à l'inflammation des articulations du carpe. Ces articulations en effet contractent souvent avec la poche kystique des adhérences intimes ; la paroi de la tumeur confondue avec les ligaments n'est plus distincte. On comprend aisément que dans une pareille circonstance, il soit fort difficile d'éviter l'ouverture des articulations si nombreuses en cette région, ce qui est toujours un accident grave.

En résumé, l'extirpation est toujours une opération fort

dangereuse, et c'est avec raison qu'on l'a rejetée depuis longtemps de la pratique chirurgicale.

Ponction simple. — C'est dans l'espoir d'éviter les complications inflammatoires qui trop souvent ont succédé à l'ouverture des kystes à grains riziformes que l'on a essayé de remplacer l'incision par la ponction. Considérant le contact de l'air avec la face interne de la poche comme la cause principale de ces inflammations, on chercha à vider la tumeur sans laisser pénétrer d'air dans sa cavité. Tel est le but de la ponction. Cette opération peut se faire de deux manières, soit au moyen du trocart, soit au moyen du bistouri. Dans le premier cas, après avoir enfoncé le trocart on presse sur la tumeur afin de faire sortir le liquide et les grains riziformes, puis retirant la canule, on applique sur le trou fait par l'instrument de la baudruche collodionnée ou bien un petit morceau de diachylon. Si l'on opère au bistouri, il suffit de pincer la peau entre les doigts, et de faire une ponction oblique au niveau de la base du pli ainsi formé, puis après avoir vidé la poche comme précédemment, on laisse la peau reprendre sa position primitive. On détruit ainsi le parallélisme entre la plaie cutanée et la plaie sous-cutanée et l'air ne peut pénétrer dans l'intérieur du kyste.

Malheureusement, la ponction n'a pas toujours fourni d'aussi bons résultats qu'on aurait pu l'espérer. Malgaigne ayant un jour ponctionné un kyste au moyen du bistouri, le malade succomba quatorze jours après l'opération à la suite de complications inflammatoires très graves.

Cette méthode présente encore un autre inconvénient : il est très difficile de vider complètement le kyste par la canule du trocart ou par la petite boutonnière pratiquée au moyen de la ponction oblique. Aussi, le malade n'éprouve-t-il, le plus souvent, qu'un soulagement momentané ; l'épanchement se reproduit très vite, et en peu de temps, la tumeur a repris son volume primitif.

Injection iodée. — Un autre mode de traitement a été préconisé par un certain nombre de chirurgiens, c'est la ponction suivie d'injection iodée. Voici de quelle manière il convient d'opérer : on ponctionne le kyste au moyen d'un trocart, puis après l'avoir vidé de son contenu par des pressions successives, on injecte la teinture d'iode au moyen d'une seringue à hydrocèle ; on laisse pendant quelques minutes le liquide dans la poche, puis pressant de nouveau la tumeur, on le fait sortir. Cette opération a été inaugurée par Velpeau. Cet habile chirurgien recommande de se servir d'un gros trocart, sans craindre la pénétration de l'air, afin de pouvoir bien vider le kyste : si cela était nécessaire, il faudrait faire une incision et injecter ensuite la teinture d'iode.

Velpeau, Follin, Michon, considèrent l'injection iodée comme une opération presque inoffensive. Ce dernier auteur, dans sa thèse de concours, rapporte un grand nombre d'observations à l'appui de cette opinion. La guérison n'a pas toujours été complète, mais, dans aucun des cas cités par Michon, il n'y a eu d'accidents inflammatoires sérieux.

Au point de vue de la guérison radicale de la tumeur et de la conservation des mouvements, certains chirurgiens ont donné la préférence à l'injection iodée sur tous les autres modes de traitement. Voici ce que dit à ce sujet **M.** Boinet dans son *Traité d'iodothérapie* : « L'inflamma-

« tion provoquée par l'injection iodée se borne à une irri-
« tation qui modific les surfaces du kyste, sans provoquer
« des adhérences. Au bout d'un certain temps, les parties
« reprennent leur mobilité, les dépôts plastiques se résor-
« bent et de nouvelles bourses séreuses se forment, ame-
« nant la liberté du jeu des tendons. »

Michon est moins affirmatif à ce sujet ; en effet, dit-il,
on possède bien un certain nombre d'observations de synovites hordéiformes traitées par l'injection iodée, mais, presque nulle part il n'est fait mention du rétablissement des
mouvements. Chassaignac qui eut l'occasion de pouvoir
s'assurer du résultat produit par l'injection iodée sur un
de ses malades qui mourut, quelques mois après, d'une
affection de poitrine, relate dans son observation que « des
adhérences s'étaient établies dans la presque totalité de la
tumeur. » Dans tous les cas, quand bien même il y aurait, au début, gêne ou même impuissance des mouvements, dès lors que les articulations ne sont pas intéressées,
on peut toujours espérer voir ces mouvements se rétablir
au bout d'un temps plus ou moins long.

Pour que le traitement par l'injection iodée soit d'une
application facile, il faut que l'on ait affaire à un kyste uniloculaire. Dans le cas contraire, on serait obligé de faire
un nombre d'injections égal à celui des cavités distinctes,
ce qui compliquerait considérablement l'opération et expo-
serait peut-être davantage aux accidents inflammatoires.
Or, avant la ponction il est souvent difficile, parfois impossible, de savoir si l'on se trouve en présence d'un kyste
uniloculaire ou d'un kyste à plusieurs loges. Chez un malade atteint d'un kyste à deux loges, Joubert ayant prati-

qué deux ponctions successives, suivies d'injection iodée,
une inflammation assez vive se déclara. Quelques jours
après, un abcès s'était formé à la paume de la main ; on
fut obligé de l'ouvrir pour donner issue au pus.

Une autre méthode, inaugurée par Demarquay, consiste
à drainer la plaie, puis à faire par le tube une injection
o dée. Voici comment ce chirurgien conseille d'opérer :
on incise le kyste, on le vide par des pressions successives
exercées sur la tumeur, et par l'ouverture on passe un
drain. Quant à l'injection iodée, elle ne se fait que plus
tard, quand l'inflammation primitive, résultant de l'ouverture de la poche, s'est produite. Si l'on injectait immédiatement la teinture d'iode, il s'en suivrait une inflammation
violente avec suppuration, mais en attendant une dizaine
de jours, on n'aurait plus à craindre cet accident. Le tube
doit séjourner quinze ou vingt jours dans la plaie ; on joint
à ce traitement la compression faite au moyen d'une bande
roulée. Demarquay pratiqua l'opération telle que nous venons de la décrire chez un homme de 26 ans atteint d'une
synovite riziforme de la face antérieure du poignet. Il ne
survint aucun accident, et, au bout de quatre semaines,
le malade était complètement guéri. Il serait difficile de se
prononcer sur la valeur d'une opération qui n'a été pratiquée qu'une seule fois : tout ce qu'il y a de certain, c'est
qu'elle expose, tout autant que l'incision simple, le malade
à des accidents inflammatoires très graves.

On a quelquefois remplacé la teinture d'iode par des so-
lutions légèrement irritantes. Nous possédons l'observation
d'un malade, atteint d'un kyste en bissac du poignet, qui
fut traité par l'injection d'une solution de chlorure de cal-

cium. M. Th. Anger, qui pratiqua cette opération, se servit d'une solution contenant 0 gr. 20 de chlorure de calcium pour 10 grammes d'eau et il en injecta dix gouttes dans la tumeur au moyen d'une seringue de Pravaz.

La réaction inflammatoire fut très vive, un phlegmon se forma au niveau de la main : quelques jours après l'ouverture de ce phlegmon, le malade mourut du tétanos, sans que cet accident, complication trop fréquente des traumatismes des extrémités, puisse être mis au passif du procédé choisi.

Observation IV

(Communiquée par M. Th. Anger).

X..., concierge, est entré à l'hôpital Cochin le 2 juin 1880. Il est atteint d'une synovite crépitante de la face antérieure du poignet gauche. L'une des tumeurs occupe la partie inférieure de l'avant-bras, l'autre la paume de la main. Le début de l'affection remonte à plusieurs années. Les tumeurs sont dures, peu fluctuantes ; la synoviale est considérablement épaissie. Les mouvements de la main sont considérablement gênés. M. Th. Anger intervint aussitôt et injecta dans a poche une solution de chlorure de calcium.

Le 4. — Le poignet et même l'avant-bras présentent tous les caractères d'un phlegmon. Le 5, large incision de cinq à six centimètres, après laquelle les douleurs ont disparu. Il est sorti de la tumeur une grande quantité de grains riziformes.

Le 6 — La plaie paraissait en bonne voie de guérison, lorsque le soir, à la suite de l'impression du froid, le malade est pris de trismus et d'opisthotonos. Les masséters et les muscles de la région postérieure du cou commencent à se contracturer. Le soir, lavement avec 10 grammes de chloral. Température nocturne, 38°, à 39°.

Le 7. — Les symptômes du tétanos augmentent d'intensité ; le malade ne peut plus ouvrir la bouche, la tête est rejetée en arrière. Lavement au chloral.

Le 8 — A la visite, les muscles du pharynx commencent à se prendre, les mouvements de déglutition deviennent difficiles. On fait plusieurs injections d'ésérine, en augmentant chaque fois la dose. Ces injections amènent un peu de relâchement des masséters, mais cette amélioration ne dure pas. Température, 38°,4. Vers onze heures, la respiration devient plus pénible; à cinq heures du soir, le malade succombe asphyxié.

Autopsie. — *Cerveau...* Vascularisation assez vive, surtout au niveau des lobes frontaux ; épanchement considérable de sérosité, principalement au voisinage des lobes sphénoïdaux ; adhérences des méninges.

Moelle. Vascularisation de la partie antérieure et supérieure. On trouve à la partie postérieure et médiane plusieurs plaques cartilagineuses adhérentes à la pie-mère.

Poumon. — Adhérences ; congestion du poumon droit qui contient un liquide spumeux.

Cœur. — Aucune lésion. Les autres viscères ne présentent rien d'anormal.

Au poignet, le nerf médian et le cubital sont entourés d'un tissu lardacé. Le radial passe en dehors.

Incision et séton. — L'incision consiste à fendre la tumeur sur une étendue plus ou moins considérable et à la vider des grains riziformes et du liquide qu'elle contient. Sous l'influence du contact de l'air une inflammation adhésive se produit, la face interne de la poche se couvre de bourgeons charnus qui, au bout d'un temps plus ou moins long, arrivent à combler le kyste.

Dans les kystes en bissac, Dupuytren pratiquait deux incisions, une sur chaque moitié de la tumeur, et passait une mèche d'une ouverture à l'autre. Toujours préoccupé de la crainte d'un phlegmon, il recommandait de faire de larges débridements afin d'éviter l'étranglement ; on éviterait ainsi presque sûrement les inflammations graves. Malheureusement, les faits sont en désaccord avec cette opinion et les résultats obtenus ont été déplorables. Dans ses leçons orales, cet auteur cite un certain nombre de cas de synovites riziformes traités par l'incision avec passage d'un séton dans la tumeur ; tous les malades furent atteints d'inflammations graves et de phlegmons que l'on dut ouvrir. L'un d'eux succomba quinze jours après l'opération, avec tous les symptômes de l'infection purulente.

Observation V

Empruntée à Dupuytren. Leçons orales.

X..., charpentier, âgé de 35 ans, est atteint d'une tumeur en bissac siégeant à la face palmaire du poignet et de la main. Dupuytren pratique une incision sur chaque tumeur : une foule de petits corps blanchâtres s'échappent aussitôt par les ouvertures. Les aponévroses de la main et de l'avant-bras sont débridées à l'aide du bistouri boutonné, afin de prévenir l'inflammation avec étranglement. Un seton est destiné à enflammer les parois du kyste, un cataplasme émollient à modérer l'inflammation. Le lendemain, les douleurs sont très vives, la région présente un gonflement très considérable ; la plaie suppure.

Le cinquième jour on enlève le séton. L'inflammation s'étend au bras et jusque dans le creux de l'aisselle. Symptômes généraux graves.

Le huitième jour, on incise les lambeaux aponévrotiques gangrénés et l'on ouvre un abcès formé entre le premier et le deuxième métacarpien. Pansement compressif destiné à chasser le pus qui avait fusé le long de l'avant bras. Dixième et onzième jour, frissons répétés, suppuration très fétide.

Le malade meurt, le quinzième jour.

Dupuytren attribuant ces accidents à la présence du séton dans la cavité du kyste modifia sa façon d'agir. Il se contenta de placer une petite bandelette de linge entre les deux lèvres de la plaie. Un malade qu'il traita par ce moyen guérit sans accidents graves, et ne conserva qu'un peu d'induration de la paume de la main.

Toujours dans le but d'éviter l'inflammation avec étranglement, James Syme incisait complètement le ligament annulaire antérieur du carpe. Afin d'éviter la hernie des tendons fléchisseurs hors de leur gaîne ainsi ouverte en avant, il eut soin de placer, à la partie antérieure de la région du poignet des compresses graduées, destinées à les maintenir en place. Un malade atteint de synovite riziforme fut traité par ce moyen et guérit en trois semaines.

Nous avons eu la bonne fortune d'observer dans le service de M. le professeur Le Fort, deux cas de kystes à grains riziformes traités par l'incision. Dans l'un et l'autre cas, on ne se servit point des moyens antiseptiques, on se contenta de faire un pansement à l'alcool.

Observation VI

(Recueillie à l'Hôtel-Dieu, service de M. Le Fort).

X..., âgée de 75 ans, est entrée à l'Hôtel-Dieu, le 9 mars 1882. Elle a toujours joui d'une bonne santé, en dehors d'un abcès du sein dont elle fut atteinte à la suite d'une couche. Il y a deux ans, un éclat de bois la blessa au niveau du médius droit ; un médecin, qu'elle consulta lui fit appliquer des sangsues. Quelque temps après, elle remarqua une petite tumeur siégeant à la face palmaire de la première phalange du médius. Trois semaines avant son entrée, à la suite de fatigues assez grandes, elle s'aperçut que la tumeur avait grossi ; elle ne pouvait plus alors serrer les objets sans douleur. Depuis, la tuméfaction s'est propagée à la paume de la main, puis à la partie inférieure de l'avant-bras. Douleurs spontanées, lancinantes, très-fortes surtout la nuit.

Au moment où la malade entre à l'hôpital, il existe, sur la première phalange du médius une petite tumeur fluctuante, peu douloureuse à la pression, communiquant manifestement avec une tumeur semblable située au devant du métacarpien correspondant. Ces deux tumeurs sont séparées par le sillon digito-palmaire et se continuent, le long du tendon du fléchisseur superficiel jusqu'au-dessous du ligament antérieur du carpe. A la partie inférieure de l'avant-bras, existe une troisième tumeur qui ne semble avoir aucune communication avec les deux autres. On ne perçoit pas de crépitation.

Opération. — Pas d'anesthésie, M. Le Fort fit une incision, longue environ de trois centimètres, au niveau de la face palmaire de la première phalange du médius, et pressant sur la tumeur fit sortir, par cette ouverture, un liquide jaunâtre mêlé à une certaine quantité de grains riziformes. On appliqua sur la main une compresse imbibée d'alcool, et l'on fit de la compression, au moyen d'une petite attelle en gutta-percha et d'une bande roulée. Le lendemain de l'opération, la malade souffrait beaucoup et l'on fut obligé d'enlever le pansement compressif. Le doigt était rouge, enflammé est considérablement tuméfié. Pansement à l'alcool camphré.

Les jours suivants, le gonflement envahit la main tout entière ; les plis palmaires étaient effacés par la tuméfaction ; une grande quantité de pus sortait par l'ouverture. M. Le Fort pratiqua une nouvelle incision au niveau de la partie inférieure de la paume de la main. Dès lors, la malade se trouva considérablement soulagée. Néanmoins, le gonflement et la suppuration persistèrent encore très longtemps, et ce n'est qu'au bout d'un mois que les incisions se fermèrent.

A ce moment la tumeur était presque disparue, mais on sentait encore à sa place une induration considérable ; le médius ne pouvait exécuter aucun mouvement. La malade sortit de l'hôpital le 29 avril.

Quelque temps après, elle revint à la consultation ; la tuméfaction ainsi que l'empâtement de la main avaient complètement disparu, mais l'impotence fonctionnelle du médius avait persisté.

Nous avons pu revoir la malade le 22 juin ; la tumeur n'avait pas reparu ; les mouvements du médius commençaient à devenir plus libres. On espère qu'au bout d'un certain temps, et grâce à un exercice ménagé, les fonctions de ce doigt pourront se rétablir.

Comme nous pouvons le voir, le résultat n'a pas été brillant, les accidents inflammatoires ont été assez sérieux pour nécessiter une contre ouverture, la suppuration ainsi que le gonflement ont persisté fort longtemps et, enfin, au bout de trois mois les mouvements du doigt ne s'étaient pas encore rétablis.

Dans le cas qui suit, M. le professeur Le Fort, après avoir incisé la tumeur et fait évacuer les grains riziformes, promena dans l'intérieur de la poche une boulette d'ouate trempée dans l'alcool camphré, se proposant, par cette manœuvre de favoriser le développement d'une inflammation adhésive destinée à combler le kyste. La plaie fut ensuite fermée au moyen de quelques points de suture. Le malade atteint d'érysipèle et de phlébite succomba quelques jours après l'opération.

Observation VII

(Recueillie dans le service de M. le professeur Le Fort).

X..., bourrelier, âgé de 70 ans, est entré à l'Hôtel-Dieu le 16 juin 1882, Il y a onze mois, le malade fit une chute et tomba sur la main droite. Il fut soigné à l'hôpital Lariboisière où l'on ne constata pas de fracture ; on lui conseilla seulement des cataplasmes émollients. Malgré tout, les fonctions ne se rétablirent pas. et le malade se décida à entrer à l'Hôtel-Dieu.

Voici quel est l'état actuel du membre. La main, vue par la face dorsale, paraît amaigrie au niveau des espaces interosseux ; dans la région occupée par la tête du cubitus, on trouve une tumeur mesurant environ un centimètre et demi en tous sens. En pressant cette tumeur on perçoit la fluctuation ainsi que la crépitation qui indique la présence de grains riziformes.

A la région palmaire du poignet, on voit une seconde tumeur située à deux travers de doigt environ, au-dessous du talon de la main. La tuméfaction est beaucoup plus accentuée sur le bord cubital que sur le bord radial ; l'éminence hypothénar est un peu tuméfiée. Lorsque l'on cherche la fluctuation, un doigt sur le poignet, l'autre sur l'éminence hypothénar, on perçoit la crépitation qui caractérise les synovites bordéiformes. Le kyste semble n'occuper que la gaîne cubitale. On ne trouve aucun gonflement ni au niveau du petit doigt ni au niveau du pouce. Les mouvements sont douloureux, le malade serre avec peu de force.

Le 21 juin. — M. le professeur Le Fort se décida à opérer le malade. Pas d'anesthésie. Une incision fut pratiquée au bistouri à la face antérieure de l'avant-bras, le long du tendon du petit palmaire ; la tumeur ayant été ainsi ouverte on fit sortir, par la pression, environ une douzaine de grains riziformes assez volumineux, durs et résistants au toucher. Ovales et aplatis, ils présentaient une forme très régulière ; leur plus grand diamètre mesurait environ un demi centimètre. En même temps que les grains bordéiformes, le kyste contenait une petite quantité de liquide séreux. Une sonde cannelée enfoncée dans la poche pénétrait à peu près à 4 centimètres de profondeur et ne semblait pas dépasser la limite inférieure du ligament antérieur du carpe. Dans le but de modifier la membrane interne du kyste, l'opérateur promena, en tous sens, dans la poche une boulette de coton préalablement imbibée d'alcool camphré ; la plaie fut ensuite fermée au moyen de quelques points de suture. Pansement à l'alcool et bandage compressif. Température vespérale 38°,5.

Le 22 — .le malade a beaucoup souffert pendant la nuit, son sommeil a été agité. A la visite on lève le pansement ; la peau est un peu rouge, il y a un peu de tuméfaction à la partie inférieure de l'avant-bras. Pas de suppuration. La plaie est réunie, on enlève les sutures.

Le 23. — Le malade souffre toujours ; la plaie a un peu suppuré ; il y avait sous le pansement environ une cueillerée à bouche de pus. A la partie interne du bras droit, on sent un cordon dur et douloureux qui remonte jusqu'au niveau de l'épitrochlée ; sur le trajet de ce cordon, la peau est rouge et enflammée. Le malade est atteint d'une phlébite. Température vespérale 39°, 2.

Le 25. — On sent toujours le cordon formé par la veine enflammée La rougeur s'étend, il y a de l'œdème au-dessus du coude ; une plaque rouge se montre à la partie postérieure de cette région. Température 39°, 3.

Le 26. — Un érysipèle a complètement envahi l'avant-bras et remonte jusqu'au-dessus du coude. Le malade est dans le délire. Fièvre intense. Température 39°,8.

La mort arrive pendant la nuit.

Si dans le premier cas, M. Le Fort a obtenu un demi succès, dans le second, le résultat fut déplorable ; ce qui nous démontre une fois de plus que l'ouverture des kystes à grains riziformes est une opération fort dangereuse, quand on n'emploie pas les méthodes antiseptiques, mais nous verrons plus tard que grâce à ces méthodes ,l'incision des synoviales est une opération qui a beaucoup perdu de sa gravité, et qu'elle n'est pour ainsi dire jamais suivie d'accidents sérieux.

M. Al. Guérin se servit, l'un des premiers de la méthode antiseptique dans l'ouverture des synovites hordéiformes. Dans une séance de la Société de chirurgie, (octobre 1874), cet habile chirurgien déclare avoir obtenu plusieurs succès par l'incision et le pansement ouaté. Le kyste ayant été largement incisé, il interpose quelques fragments d'ouate entre les lèvres de la plaie. Ses malades guérissent très vite et se servent de la main sans la moindre roideur.

Nous ne nous étendrons pas ici, plus longuement, sur l'application des moyens antiseptiques au traitement des kystes à grains riziformes, car nous nous proposons de revenir sur ce sujet dans le chapitre suivant et d'étudier à fond cette question. Nous allons nous occuper à présent d'un mode de traitement fort en honneur aujourd'hui, nous voulons parler du drainage du kyste.

Drainage. — Quand le drainage chirurgical fut mis en honneur par Chassaignac, on put espérer qu'il serait possible de conjurer les violentes inflammations qui ont si souvent succédé à l'ouverture des kystes à grains riziformes. Le tube introduit dans la plaie, laissant couler le pus, devait l'empêcher de fuser dans les gaînes et en dehors de celles-ci. C'est ce qui explique ces paroles de M. Desprez, devant la *Société de chirurgie* (séance du 12 octobre 1881) : « Les accidents de ces sortes de tumeurs disparurent le « jour où Chassaignac inventa son drainage chirurgical ; « lisez ses œuvres et vous en serez convaincus. » Nous verrons plus loin qu'il y a peut-être un peu d'exagération dans cette assertion ; cette méthode, il est vrai, a bien moins souvent que l'incision simple ou avec séton donné lieu à des accidents inflammatoires graves, mais, elle n'est pas pour cela exempte d'inconvénients, et on a pu voir la présence d'un tube de caoutchouc dans la poche kystique dé-

terminer des douleurs très-vives et même quelquefois ê're
le point de départ d'accidents inflammatoires sérieux, ainsi
que le démontre l'observation suivante.

OBSERVATION VIII

(Guerlou, thèse de Paris 1868).

X... âgé de 36 ans, mécanicien, est entré à l'hôpital le 25 février
18.... Il est atteint d'une tumeur bi-lobée ayant pour siège la partie
inférieure de l'avant-bras et la paume de la main. La peau est rouge et enflammée. Par la pression exercée sur l'une des tumeurs on n'obtient ni
crépitation, ni mouvement de reflux. Bientôt apparut, sur la tumeur
anti-brachiale une petite eschare qui, en tombant, laissa sortir du pus
avec des grumeaux caséeux, et une certaine quantité de grains riziformes En explorant au moyen d'un stylet la poche du kyste on trouva
une communication entre les deux tumeurs, mais elle était de petite
dimension.

M. B.oca parvint cependant à y introduire un tube du plus petit
calibre et le fit sortir par une incision pratiquée au niveau de la partie
inférieure de l'avant-bras. Le malade fut soumis à des bains locaux
continus.

Le 4 mars. — Le malade se plaignait de vives douleurs dans la
main. Les douleurs ayant été rapportées à l'insuffisance du drain et à
l'écoulement incomplet des liquides purulents, M. Broca conduisit à
travers la plaie un tube de plus gros calibre. Le lendemain, le malade
était sensiblement soulagé et les douleurs de la main avaient complètement disparu.

Le 16. — La main était rouge, douloureuse et enflammée : l'é-
minence thénar volumineuse était comme soulevée par du liquide.
Une ponction faite à ce niveau donna issue à une grande quantité de
pus mêlé de grumeaux et de grains riziformes.

Le 23. — Une angioleucite se déclara et s'étendit à la face interne de l'avant-bras. On enlève le drain. Traitement, eau émétisée avec 0,05 de tartre stibié, et frictions mercurielles.

Le 27. — Le malade souffre beaucoup de l'avant-bras ; on ouvre un abcès qui s'est formé dans cette région. Dès lors, le pus s'évacuant plus facilemant, le malade est considérablement soulagé.

Le 16 avril. — Le gonflement a presque complètement disparu, mais la suppuration continue. La main est placée sur une palette destinée à redresser le membre et à combattre la rétraction des tendons fléchisseurs.

Bien que cet insuccès ne soit pas resté isolé, on ne peut cependant pas reprocher à la méthode de ne fournir que des résultats négatifs. Nous avons trouvé dans les auteurs un certain nombre d'exemples de guérison obtenus par l'incision de la poche suivie du drainage chirurgical. Ici, encore, à propos de cette méthode, nous pouvons répéter ce que nous avons dit de beaucoup d'autres ; qu'elle peut, dans certains cas, donner des résultats satisfaisants, mais que trop souvent, elle en a fourni de déplorables, si bien que les chirurgiens, redoutant les graves complications et les conséquences funestes de l'incision avaient délaissé le bistouri pour revenir aux procédés médicaux. Ce n'est pas pourtant que ce mode opératoire soit mauvais, nous pensons au contraire, avec la plupart des chirurgiens modernes, qu'il mérite la préférence. Si le drainage a échoué jusqu'à notre époque, s'il a entraîné des accidents de toute sorte, et en particulier des phlegmons graves, c'est que l'opération n'avait pas été conduite avec toute la propreté, avec tout le soin désirable. Nous espérons démontrer par la suite de ce travail que l'ouverture du kyste, le drainage de la cavité fait avec toute la rigueur des méthodes antiseptiques, constitue le meil-

leur moyen de traitement des kystes hordéiformes du poignet.
Quand nous parlons de méthodes antiseptiques, nous n'en-
tendons pas vanter tel mode de traitement à l'exclusion de
tel autre. En effet, l'antiseptie, telle que la pratiquait Al.
Guérin avec son pansement ouaté, a donné des résultats aussi satisfaisants que ceux que l'on obtient par le
pansement de Lister. Ainsi que nous l'avons déjà dit,
dans le chapitre précédent, M. Al. Guérin a guéri sous
l'ouate un certain nombre de kystes hordéiformes préalablement incisés, sans qu'aucun accident s'en soit suivi. Les
malades guérirent très-bien et sans conserver la moindre
raideur articulaire, la moindre gêne dans le jeu des tendons.

Nous devons à l'extrême bienveillance de M. le professeur Verneuil d'avoir pu observer un malade atteint d'une
synovite à grains riziformes ayant pour siège la partie antérieure du poignet et la paume de la main. L'éminent chirurgien, après avoir pratiqué deux incisions, l'une au-
dessus, l'autre au-dessous du ligament antérieur du carpe
fit sortir de la tumeur une grande quantité de grains riziformes. L'opérateur introduisit alors son doigt dans la plaie
afin de déterger la membrane interne du kyste qui était
tapissée de dépôts fibrineux semblables à des fausses membranes. La poche fut lavée avec de l'eau phéniquée au
vingtième, puis on plaça deux tubes à drain, l'un dans
l'ouverture supérieure, l'autre dans l'ouverture inférieure.
Le membre fut ensuite placé dans un pansement ouaté qui
fut laissé en place pendant vingt-sept jours sans qu'il se
soit produit aucune réaction inflammatoire notable. Cette
observation très instructive d'ailleurs, et au point de vue du

traitement et au point de vue de la pathogénie des grains riziformes, mérite d'être rapportée dans tous ses détails.

OBSERVATION IX

Hôpital de la Pitié, service de M. le professeur Verneuil.

X..., est entré à l'hôpital le 29 décembre 1882 dans le but de faire traiter une tumeur dont il est atteint, et qui occupe la partie antérieure du poignet et la paume de la main. Cet homme est âgé de 62 ans. On ne retrouve dans son histoire aucun antécédent de scrofule ni de rhumatisme. A l'âge de 8 mois, il a perdu l'œil droit. Il y a trois ans l'œil sain fut atteint de cataracte et le malade dut se faire opérer. Il prétend n'avoir jamais eu aucune autre affection.

Le malade exerce une profession assez pénible. Son travail consiste à maintenir au moyen d'un levier de grosses barres de fer sous une machine à couper, et, chaque fois que la machine fonctionne il reçoit dans la main et le bras de violentes secousses.

L'apparition de la tumeur qui nous occupe remonte à deux années environ. A cette époque cet homme remarqua, au niveau de la partie inférieure de l'avant-bras une tumeur de la grosseur d'un petit œuf. Comme il ne souffrait point, il n'abandonna pas ses occupations.

Sept ou huit mois plus tard une seconde tumeur apparut au niveau de l'éminence thénar. Elle acquit bientôt le volume de la première et s'étendit à toute la paume de la main. Dès lors, quand le malade voulait travailler, sa main gonflait et devenait tellement douloureuse qu'il était obligé d'interrompre son travail. Ce fut alors qu'il entra à l'hôpital.

A cette époque, les tumeurs situées, l'une à la région inférieure de l'avant-bras, l'autre à la paume de la main, avaient acquis la grosseur d'une petite orange. Elles étaient dures peu fluctuantes; la pression faisait difficilement refluer le liquide d'une poche dans l'autre. La peau avait conservé sa couleur normale ; les doigts fléchis sur la main deveneaient immobiles.

L'absence de crépitation et le peu de netteté de la fluctuation rendaient le diagnostic; difficile néanmoins, M. le professeur Verneuil considéra cette tumeur comme un kyste à grains riziformes et se décida à opérer le malade.

L'opération eut lieu le 26 janvier. Le malade ayant été préalablement endormi au moyen du chloroforme, deux incisions furent pratiquées. l'une au-dessus, l'autre au-dessous du ligament annulaire antérieur du carpe, et l'on vit sortir aussitôt du kyste une grande quantité de grains riziformes. La poche vidée, on s'aperçut qu'elle était tapissée de dépôts blanchâtres, ayant l'aspect de fausses membranes et adherant assez fortement à la face interne de la tumeur. A l'examen microscopique, on a trouvé ces dépôts constitués par de la fibrine coagulée emprisonnant dans ses mailles une certaine quantité de leucocytes et de cellules épithéliales. Les grains hordéiformes présentaient la même constitution histologique et ne contenaient point d'eléments conjonctifs. Homogènes dans toute leur étendue, ils ne présentaient ni paroi, ni cavité.

L'opérateur introduisit alors son doigt dans la poche afin d'enlever ces dépôts et des injections d'eau phéniquée furent poussées dans la cavité des deux tumeurs afin de les déterger. Malgré ces précautions, on ne put nettoyer complètement l'intérieur du kyste. Un petit drain d'une longueur de six centimètres environ fut placé dans chaque incision, et par dessus, on fit un pansement ouaté légèrement compressif.

Le malade supporta fort bien l'opération ; pas de fièvre, pas de réaction inflammatoire.

L'appareil fut levé 27 jours après l'opération. Les deux tumeurs étaient presque disparues ; cependant à la paume de la main on sentait encore une induration assez considerable. L'ouverture supérieure était fermée ; l'inférieure était restée fistuleuse ; la suppuration avait été presque nulle. Le malade commençait à recouvrer l'usage de ces doigts. Pendant huit jours, la région malade fut soumise à des bains locaux, puis on replaça le membre dans un appareil ouaté.

Quinze jours plus tard, le pansement fut levé et l'on put constater que les tumeurs avaient presque repris leur volume primitif. Elles étaient dures, non fluctuantes ; la pression exercée sur l'une des tumeurs ne la faisait pas diminuer. De nouveau, les mouvements étaient fort gênés.

Depuis cette époque on a continué la compression faite au moyen d'un appareil ouaté. Les tnmeurs n'ont point diminué, l'ouverture inférieure ne s'est point fermée.

21 juin. — Voici quel est actuellement l'état du malade. Les tumeurs sont molles, pâteuses, peu élastiques ; pas de crépitation ; on perçoit la fausse fluctuation que fournissent généralement les tumeurs fongueuses. L'ouverture de la paume de la main est toujours restée fistuleuse et laisse écouler un peu de liquide séro-purulent. Il est évident que des fongosités se sont développées dans l'intérieur du kyste.

Il y a environ trois semaiues, une troisième tumeur est apparue sur la face dorsale du poignet au niveau de la gaîne des radiaux. Cette tumeur fluctuante, élastique, indolente, semble ne contenir qu'un épanchement liquide.

Au point de vue fonctionnel, les mouvements du poignet sont devenus plus libres qu'ils n'étaient auparavant, mais le malade ne peut remuer les doigts qu'avec la plus grande difficulté.

L'observation que nous venons de rapporter présente un certain intérêt au point de vue de la pathogénie des grains riziformes. Bien que les considérations qui suivent soient un peu en dehors de notre sujet, nous avons cru intéressant de les mettre en relief.

Pendant longtemps, tous les auteurs se sont accordés pour admettre un seul mode de formation des grains riziformes. Selon l'opinion généralement admise, ces grains auraient exclusivement pour origine des végétations de la paroi interne du kyste. Ce mode de formation se rencontre très-souvent, on ne peut le mettre en doute, mais quelquefois aussi, les grains hordéiformes peuvent avoir une autre origine.

Les parois des gaines tendineuses, sous l'influence d'une sorte d'irritation, que l'on ne saurait séparer de l'inflammation vraie, se couvrent parfois d'un exsudat fibrineux présentant un aspect stratifié. Sous l'influence des frottements réitérés des tendons fléchisseurs, des lamelles se détachent de la paroi et tombent dans la cavité du kyste. Ces lamelles entraînées soit en haut, soit en bas, par les mouvements des tendons, s'enroulent, prennent une forme plus ou moins régulière, et constituent alors les grains riziformes. Telle était l'opinion soutenue par Velpeau et que l'on a peut-être trop vite abandonnée.

Dans la séance de la Société de chirurgie du 11 mai 1872, M. Nicaise rapportait un cas de synovite qu'il avait pu observer sur un sujet de l'amphithéâtre de Clamart.

La tumeur occupait la gaîne du long extenseur du pouce ainsi que celle des deux radiaux. La face interne de la poche présentait des anfractuosités et des brides plus ou moins saillantes ; elle était recouverte dans toute son étendue par un exsudat fibrineux qui s'enlevait facilement, par écailles successives, laissant à découvert la face interne du kyste.

La poche était remplie d'un nombre considérable de grains riziformes, ovalaires pour la plupart. Un certain nombre présentaient une forme irrégulière ; parmi ces derniers, quelques-uns étaient formés d'une lamelle enroulée et que l'on pouvait encore dérouler. Les grains étaient jaunâtres, assez mous, homogènes sans paroi ni cavité.

Chez le malade de M. Verneuil, nous retrouvons un cas

identique. La poche était tapissée de dépôts fibrineux blanchâtres pouvant s'enlever sous forme de lamelles. On a trouvé libres dans la cavité du kyste, un certain nombre de ces lamelles détachées de la paroi et ressemblant absolument à des fausses membranes. Les grains riziformes balnchâtres et assez mous, étaient pour la plupart ovalaires ; quelques-uns présentaient une forme assez irrégulière. Ils étaient homogènes sans paroi ni cavité centrale.

A l'examen microscopique, on a trouvé que ces corps avaient la même constitution histologique que les dépôts qui tapissaient la cavité du kyste. Ils étaient formés par de la fibrine coagulée ayant emprisonné dans ses mailles quelques globules blancs, et quelques cellules épithéliales. Ces grains n'ont donc point la même constitution que ceux qui ont pour origine des végétations de la paroi, car ces derniers contiennent, en quantité notable, des éléments conjonctifs.

Nous apportons cette observation à l'appui de l'opinion de M. Nicaise, et nous pensons avec lui que, si les grains riziformes ont souvent pour origine des proliférations de la paroi interne de la tumeur, ils peuvent aussi avoir pour point de départ des dépôts fibrineux exsudés à la face interne de la synoviale.

L'observation que nous venons de rapporter présente encore un certain intérêt au point de vue du pronostic. Ce fait nous prouve qu'à la suite des opérations pratiquées sur les synovites hordéiformes, on peut voir des fongosites se développer dans la poche. Ce n'est pas d'ailleurs le seul fait de ce genre qui ait été signalé. Dans la thèse de Bidart, nous trouvons plusieurs observations identiques. Chez un malade, le kyste siégeait au cou de pied. A la suite d'une injection iodée, la tumeur s'enflamma. Bientôt après, elle s'ouvrit et des fongosités sortant par l'orifice s'étalèrent à l'extérieur. Il fallut les cautériser à la pâte de Vienne ; le malade guérit assez bien. — Un autre malade du service de Nélaton était atteint d'un kyste crépitant du poignet gauche. Le kyste ayant été ouvert s'enflamma et quelque temps après, des fongosités remplissaient toute la poche. — Enfin, dans un autre cas, Boyer ayant traité par l'incision et le séton un kyste en bissac du poignet, des phénomènes inflammatoires sérieux succédèrent à l'opération, et la tumeur se remplit de fongosités. — La transformation d'une synovite hordéiforme en synovite fongueuse est toujours une complication grave. En pareille circonstance la guérison se trouve toujours retardée, et c'est là le moindre inconvénient de cette complication qui, dans sa marche envahissante, peut à la longue intéresser les os et les articulations du voisinage et nécessiter l'amputation du membre.

Les observations de kystes à grains riziformes traités par la méthode de Lister ne sont pas très nombreuses ; un certain nombre d'ailleurs ont été relatées d'une façon trop succincte pour être instructives. Nous nous bornerons à reproduire les observations suivantes qui renferment des détails fort intéressants au point de vue du traitement chirurgical des synovites riziformes du poignet et de la main.

Observvtion X

Kyste synovial en bissac du poignet. Incision et drainage. Pansements ouatés rares avec lavage à l'acide thymique. Guérison sans accidents. (Empruntée à M. Verneuil. Mémoires de chirurgie t. II).

X..., 38 ans, garçon boucher, entre à la Pitié le 17 mars 1878, salle Saint-Louis, n° 45.

C'est un homme de taille moyenne, fort robuste, de constitution arthritique, de bonne santé habituelle. L'auscultation du cœur et des poumons ne révèle rien de particulier. Variole légère dans l'enfance, blennorrhagie à 20 ans ; à 26 ans, chancre mou avec bubons suppurés dans l'aîne. Éruptions diverses chaque printemps.

Il y a trois ans, vers la fin de janvier, il éprouva une certaine gêne dans le poignet gauche en travaillant, et il vit, dans cette région, une tumeur du volume d'une groisse noisette. Puis surviennent des douleurs qui se faisaient sentir surtout le soir et la nuit, parfois même assez fortes pour empêcher le sommeil, et des fourmillements fréquents dans les deux derniers doigts de la main. Le volume de la tumeur changea peu la première année, mais depuis deux ans, il a rapidement et notablement augmenté.

État actuel. — Tumeur du volume d'un œuf de poule, située à la partie antérieure et inférieure de l'avant-bras, en dehors de l'axe du membre. Elle a trois ou quatre centimètres de largeur, cinq ou six de long. Elle forme une saillie régulière et la peau qui la recouvre a conservé sa couleur et sa mobilité normales : pas d'augmentation de la température locale appréciable à la main. La tumeur offre à la pression une résistance élastique. En la comprimant méthodiquement, on réussit la faire disparaître en partie, mais en même temps, une saillie du volume d'une petite noix se montre dans la partie supérieure de la paume de la main. Une pression exercée sur cette petite tumeur chasse son contenu dans celle de l'avant-bras, qui grossit de nouveau. Dans ces pressions alternatives, on s'assure que le contenu de la tumeur est liquide et que celle-ci renferme de petits corps solides (grains riziformes). Il s'agit bien là d'un kyste en bissac du poignet.

Les mouvements de la main s'exécutent normalement ; ceux des doigts, surtout des deux derniers, sont un peu gênés ; sensibilité normale de la main et des doigts ; ni sucre ni albumiue dans l'urine.

La température, prise la veille, est de 36°,6 le matin, 37° le soir.

22 mars. — Opération. — Le malade étant chloroformé, M. Verneuil ouvre le kyste par une incision de quatre centimètres environ, faite au bistouri, le long du tendon du grand palmaire. Aussitôt il s'échappe une petite quantité de liquide légèrement filant, incolore et une grande quantité de grains riziformes. De légères pressions exercées à la surface du kyste achèvent de le vider. Une forte sonde cannelée est alors introduite dans la poche et conduite sous le ligament annulaire jusqu'à ce que son éxtrémité soulève, en un point, la peau de la paume de la main. Sur cette saillie M. Verneuil pratiqua, au bistouri, une petite boutonnière. On fait ensuite passer par les deux ouvertures un drain en caoutchouc, de la grosseur d'une plume d'oie et les extrémités réunies sont fixées sur le bord de la main. Il s'est écoulé à peine quelques gouttes de sang.

M. Verneuil a opéré au milieu d'une atmosphère chargée de vapeurs de thymol que plusieurs aides n'ont cessé de pulvériser durant toute l'opération.

L'opérateur et ses aides avaient préalablement lavé avec soin leurs mains dans une solution d'acide thymique. Les instruments, les éponges, le drain, tous les objets qui ont servi à l'opération, étaient plongés depuis deux heures dans la même solution.

Aussitôt l'opération terminée, la plaie a été couverte de tarlatane thymolée et tout le membre malade a été mis dans un appareil ouaté appliqué avec tous les soins désirables. Température : matin 36°,8, après l'opération 37° ; le soir 37°,9.

Pas d'envie de vomir après l'opération ; un peu d'appétit est conservé. Le soir, un peu d'agitation qui augmente la nuit et s'accompagne de fièvre et d'insomnie. Quelques douleurs légères dans la plaie.

23. — Fièvre, céphalalgie, langue humide, légèrement blanchâtre ;

quelques douleurs dans la plaie. Le membre est soutenu dans un appareil hyponarthécique en toile où il reste jusqu'à la guérison complète. L'urine ne présente rien de particulier. Température : matin 38°,2, midi 38°, soir 37°,8.

25. — Nuit plus calme, sommeil meilleur, moins de douleur dans la plaie. Ni fièvre, ni céphalalgie ; langue bonne, l'appétit revient. Température : matin 37°, midi 37°,1, soir 37°,3.

Le mieux continue les jours suivants.

Le 5 avril. — On enlève le premier pansement, qui, placé depuis l'opération, n'a jamais exhalé aucune odeur. Au niveau de la plaie, on trouve deux cueillerées à bouche d'un pus très épais, jaune verdâtre, sans odeur. Les deux plaies se sont beaucoup rétrécies ; le tube à drainage est serré par des bourgeons charnus qui se pressent autour de lui, et il faut une traction assez forte pour l'enlever. On n'en remet pas d'autre. Les bourgeons charnus sont petits, roses, un peu mollasses. Pansement avec de la tarlatane thymolée et appareil ouaté. Le changement de pansement s'est fait au milieu de la vapeur de thymol. La température oscille entre 36°,3 et 37°,5.

Le 20. — On enlève le pansement ouaté. Quelques gouttes d'un pus épais, comme la première fois, couvrent la tarlatane. La plaie de la main est presque fermée ; celle de l'avant-bras est large comme une pièce d'un franc. A partir de ce moment, pansement tous les jours au thymol. On touche de temps en temps les bourgeons charnus avec le nitrate d'argent.

Il y eut peu d'élévation de la température les deux jours suivants ; le thermomètre atteignit 37°,3 le matin et 37°,5 le soir, pour redescendre définitivement le troisième jour.

Le 2 mai. — La plaie de la paume de la main est cicatrisée ; l'autre, très rétrécie, est couverte de bourgeons charnus, petits, roses mous : elle se ferme complètement le 14.

A son niveau, les vestiges du kyste forment encore une tumeur assez notable, mollasse, sans fluctuation ; il y a peu de gêne dans les mouvements des doigts, cette gêne disparut en peu de temps, comme on put le constater un jour que le malade revint à la consultation.

Observation XI

Empruntée à M. Nicaise. *Bulletin de la Société de chirurgie*,
11 mai 1881.

L'homme dont il s'agit est âgé de 57 ans. L'affection a débuté, six
ans auparavant, par la gaîne du fléchisseur du pouce. Depuis, presque
toutes les gaînes antérieures et postérieures ont été envahies. Les symptômes ne présentent rien de particulier. Considérant l'inutilité de la
ponction, surtout dans ce cas particulier où il y avait à peine de liquide M. Nicaise se décida à pratiquer le drainage des kystes.

Il pratiqua sur chaque tumeur une incision de trois à quatre centimètres qui donna issue à une grande quantité de grains riziformes,
avec très peu de liquide et fit ensuite trois injections successives avec la
solution phéniquée au vingtième, puis un pansement de Lister rigou-
reux, après avoir placé des drains. Toutes les précautions antiseptiques
avaient été prises pendant l'opération. On obtint l'anesthésie locale au
moyen de pulvérisations d'éther; le malade ne sentit rien.

Le 27 mars. — Lendemain de l'opération, le malade avait une
température de 39,2 ; le membre était tuméfié, la nuit avait été très
agitée. On défit le pansement et on trouva le tube palmaire bouché
par du sang, et un épanchement séreux dans la gaîne correspondante,
cause probable de cette élévation de température. En effet, les jours
suivants, après l'administration d'un purgatif et du sulfate de qui-
nine, la température revient à 38°, puis le troisième jour à 37°, où
elle se maintint.

M. Nicaise put enlever le drain dorsal le troisième jour; le drain
palmaire, le lendemain, et le 31 mars, le malade, hors de danger,
pouvait descendre au jardin, tout en conservant un suintement séreux
qui persista jusqu'au 12 avril. A ce moment, il ne reste plus qu'un
peu de gonflement de la région, dû à l'épaississement de la gaîne,
gonflement qu'un pansement compressif combat efficacement. Au-

jourd'hui le malade est complètement guéri et les doigts reprennent leurs mouvements.

Observation XII

Empruntée à M. Notta. — *Bulletin de la société de chirurgie*, 12 octobre 1881.

Il s'agit d'un homme de 40 ans, cultivateur, non rhumatisant, qui éprouvait, depuis quatre ans, des douleurs dans la paume de la main. La fatigue y déterminait du gonflement et bientôt survint une tuméfaction permanente. Au moment où il vint consulter M. Notta, ce malade était porteur d'une tumeur allant, du ligament antérieur du carpe au pli médian palmaire et présentant, à sa partie moyenne, une bosselure au niveau de laquelle la peau était violacée et amincie. On trouvait aussi, à la face antérieure de l'avant-bras, une tumeur mollasse, sans changement de couleur à la peau, qui s'étendait à trois travers de doigt au-dessus du ligament antérieur du carpe. Ces tumeurs n'étaient pas fluctuantes, mais on percevait nettement la sensation d'amidon écrasé que l'on pouvait renvoyer de l'une à l'autre.

La petite quantité de liquide ne permettant pas de songer à la ponction, M. Notta se décida pour l'incision large, listérienne avec drainage et la pratiqua le 14 novembre dernier. Deux incisions, l'une de 4 centimètres sur la tumeur de l'avant-bras, l'autre de 2 centimètres dans la paume de la main donnèrent issue à une petite quntité de liquide filant et à une masse de grains hordeiformes capables de remplir un verre. Les grains avaient en moyenne le volume d'un pois. On voyait en les sectionnant qu'ils étaient creusés à leur centre d'une petite cavité. Quelques-uns étaient libres, mais d'autres adhéraient par des franges soit aux parois, soit aux tendons et durent être arrachés avec les doigts. Après l'évacuation, M. Notta fit une injection phéniquée dans le kyste, passa un tube à drainage de la main à l'avant-bras sous le ligament annulaire, et fit un pansement de Lister, après avoir pratiqué quelques points de suture.

Le lendemain le malade avait beaucoup souffert, ce que M. Notta attribua à la pression du drain sous le ligament annulaire. Les douleurs cédèrent en effet à la substitution de deux tubes à drainage qu'on enleva eux-mêmes au bout de 4 ou 5 jours. Tout allait bien, et il ne restait plus au bout de 20 jours, qu'un suintement séreux, au point qu'on crut pouvoir suspendre le Lister ; mais il revint un peu de suppuration que la reprise des précautions antiseptiques tarit rapidement. La guérison était complète le 20 mars. Il persista cependant jusqu'au 30 mai un petit suintement séreux ; depuis le malade a repris ses travaux et la guérison s'est maintenue.

Dans les cas qui précèdent, le résultat, on le voit, a été satisfaisant. Peu ou point d'accidents locaux ou généraux ; réaction inflammatoire peu intense ; état fébrile nul ou peu accusé ; jamais de ces phlegmons graves qui, avant l'emploi des procédés antiseptiques nécessitaient parfois l'amputation du membre quand ils n'entraînaient pas la mort du malade. Enfin les mouvements se sont rétablis et la guérison a été complète.

Au premier abord, les résulats obtenus peuvent ne pas paraître brillants ; la guérison s'est toujours fait attendre assez longtemps ; on n'a pas obtenu la réunion par première intention. Mais, pour obtenir une guérison durable, il paraît nécessaire qu'il se fasse une suppuration légère dans la cavité du kyste. Ce n'est pas dans les kystes synoviaux qu'il faut désirer la réunion immédiate ; comme le fait remarquer M. le professeur Trélat, il ne s'agit pas de rapprocher les lèvres d'une plaie saignante, mais bien de surfaces pathologiquement modifiées. De plus la poche kystique constitue souvent une sorte de coque fibreuse qui reste béante après l'incision et dont les parois ne sauraient être rapprochées et mises en contact. C'est ce qui explique pourquoi des chirurgiens audacieux avaient, autrefois, proposé et pratiqué l'extirpation complète du kyste. Pour obtenir la guérison, il faut que des bourgeons charnus se développent en quantité suffisante pour prendre la place des grains riziformes et combler la poche. Il paraît nécessaire que la membrane interne de la tumeur se modifie, qu'il se fasse dans la cavité du kyste une irritation plus ou moins accusée, un état inflammatoire réel, sans qu'il soit cependant nécessaire de désirer, avec M. Desprez, la formation de pus crémeux.

C'est pourquoi, la méthode antiseptique, le pansement de Lister n'obtient pas, dans ce genre d'affection, les résultats brillants, les guérisons rapides et par première intention qu'il produit si souvent dans d'autres maladies. Ces résultats, cependant, ne sont pas impossibles. M. Lucas-Championnière dit les avoir obtenus par la simple ouverture et le nettoyage du kyste ; au moins peut-on dire qu'ils ne constituent pas la règle. Enfin si la méthode antiseptique ne fournit pas dans le traitement des synovites bordéiformes les magnifiques résultats qu'elle peut fournir ailleurs, elle offre cet avantage, c'est de conjurer les accidents si graves qui trop souvent ont succédé à l'ouverture de ces tumeurs ; aussi croyons-nous qu'il est du devoir de tout chirurgien d'employer les moyens antiseptiques quand il voudra porter le bistouri sur un kyste à grains riziformes.

CHAPITRE III

Lorsque le chirurgien s'est décidé à porter le bistouri sur ces tumeurs, il est certains principes qui doivent toujours le guider, certaines règles dont il ne doit point s'écarter. Mais avant de tracer le manuel opératoire auquel nous croyons devoir donner la préférence, il ne nous semble pas inutile de jeter un coup d'œil sur les éléments anatomiques de la face antérieure du poignet et de la main, moins pour les décrire, que pour tracer la topographie des régions auxquelles ils appartiennent et préciser les rapports des organes qu'il convient de respecter.

Nous voulons, en un mot, indiquer les points de repère qui doivent toujours être présents à l'esprit du chirurgien qui se décide à ouvrir un kyste riziforme. Ces lésions, nous le savons, peuvent occuper toutes les gaînes tendineuses, mais elles ont une prédilection spéciale pour les coulisses des fléchisseurs du pouce et du petit doigt. C'est surtout à ces deux variétés de synovite que se rapporte plus particulièrement notre étude anatomique.

Après avoir succinctement décrit la disposition des synoviales du poignet et de la main, nous étudierons les rapports que la tumeur peut contracter avec les organes voisins, nous rechercherons quels sont les points de repère au moyen desquels nous pourrons éviter la blessure de ces

organes, et de ces données, nous déduirons, pour chaque
variété de synovite, le point précis où le chirurgien doit
pratiquer son incision. Mais l'opération ne se borne pas
toujours à l'ouverture du kyste. Souvent, après l'incision
de la tumeur, on doit se livrer à certaines manœuvres
ayant pour but de vider la poche, de la déterger, de passer un tube à drain dans la plaie. Ces manœuvres ne sont
pas toujours exemptes de danger ; aussi nous proposons-
nous d'insister sur certains détails opératoires, sur quelques précautions qu'il est bon de ne point négliger si l'on
veut mener l'opération à bonne fin.

Les gaînes synoviales annexées aux tendons fléchisseurs
des doigts sont au nombre de cinq ; mais, parmi celles-ci,
il en est deux qui méritent tout particulièrement notre at-
tention, car elles sont le siège le plus fréquent des synovites bordéiformes. La première a été désignée sous le nom
de gaîne externe ou radiale, la seconde a été nommée
gaîne interne ou cubitale.

La synoviale externe, présentant la forme d'un fuseau,
accompagne le tendon du long fléchisseur du pouce, remonte,
avec le tendon, dans la région du poignet en passant au-
dessous du ligament antérieur du carpe et va se terminer
en cul-de-sac à deux travers de doigt au-dessus de ce ligament.

La gaîne interne commence à l'insertion du tendon fléchisseur du petit doigt sur la phalangette, et se dirige en
haut et en dehors. Arrivée sous le ligament annulaire
antérieur du carpe, elle rétrécit, enveloppe les tendons
du fléchisseur commun, et s'accole à la gaîne externe.
Plus haut, elle se dilate de nouveau, et remontant dans

la région du poignet, va se terminer en cul-de-sac, un centimètre environ plus haut que la gaîne externe. Au niveau du canal carpien, les deux gaînes arrivent en contact et par leur adossement forment deux sortes de cloisons, l'une postérieure, l'autre antérieure. Le cloisonnement antérieur présente une particularité remarquable, il contient dans sa paroi le nerf médian.

Nous retrouvons encore à la main trois autres gaînes annexées aux tendons fléchisseurs de l'index, du médius et de l'annulaire. Ces synoviales sont complètement distinctes ; elles n'ont entre elles aucune communication. Logées dans le canal ostéo-fibreux de la face palmaire des doigts, leur partie inférieure s'étend jusqu'au niveau de la troisième phalange ; leur extrémité supérieure remonte à 15 millimètres au-dessus de l'articulation métacarpophalangienne (Farabœuf).

Telle est la disposition que présente le plus fréquemment les gaînes annexées aux tendons fléchisseurs des doigts ; mais, ainsi que nous l'avons déjà dit, ces membranes présentent très souvent dans leur disposition des anomalies amenant la communication de deux gaînes normalement distinctes.

Au niveau du poignet, de même qu'à la paume de la main, on rencontre un grand nombre de nerfs et de vaisseaux qu'il faut éviter à tout prix, quand il s'agit d'ouvrir un kyste à grains riziformes siégeant dans ces régions. Nous étudierons successivement les rapports des synoviales du poignet au-dessus et au-dessous du ligament antérieur du carpe.

Nous avons déjà vu que le nerf médian est situé dans

la cloison que forment par leur adossement la gaîne cubitale et la gaîne radiale ; au niveau du poignet, ce nerf se trouve placé au-dessous du grand palmaire. A la partie interne de la gaîne cubitale, on trouve le nerf du même nom; mais, au lieu de passer comme le médian sous le ligament antérieur du carpe, il passe immédiatement en avant.

On rencontre aussi, à la partie inférieure de l'avant-bras des artères fort importantes. La cubitale, qui accompagne le nerf du même nom, répond au bord interne de la synoviale. L'artère radiale située à la partie externe de la gaîne du fléchisseur du pouce, se dévie bientôt en dehors et en arrière pour passer dans la tabatière anatomique. Mais, au niveau du bord supérieur du ligament annulaire, ce vaisseau envoie une branche (la radio-palmaire) qui passe au-devant de ce ligament pour aller s'anastomoser avec l'arcade palmaire superficielle.

Tels sont les principaux organes qu'il est nécessaire de ne point blesser. Les points de repère qui pourront nous servir à fixer notre ligne d'incision diffèrent suivant que le kyste occupe la gaîne radiale ou la gaîne cubitale. Dans le premier cas, on devra inciser directement sur le bord externe du tendon du grand palmaire. Dans le second cas, l'incision sera pratiquée un centimètre en dehors du tendon du cubital antérieur ou du bord externe du pisiforme.

Au niveau de la paume de la main, nous trouvons, entre l'aponévrose palmaire et les synoviales du poignet, les rameaux nerveux fournis par le médian et le cubital qui vont former les nerfs collatéraux des doigts. La direction de ces nerfs est sensiblement perpendiculaire de haut en bas à la région interne de la main ; mais, au niveau de son bord radial, les filets du médian qui vont former les nerfs collatéraux du pouce se dirigent obliquement en bas et en dehors. Aussi, la ligne d'incision sera-t-elle différente suivant que l'on veut ouvrir une tumeur siégeant dans la gaîne cubitale, dans la gaîne radiale. Dans le premier cas, on incisera perpendiculairement de haut en bas, dans le second on pratiquera une incision parallèle au bord inférieur du muscle court abducteur du pouce.

Nous trouvons encore à la face antérieure de la main des vaisseaux qu'il serait dangereux de blesser ; nous voulons parler de l'arcade palmaire superficielle. Cette artère, constituée par la partie terminale de la cubitale forme une arcade à concavité supérieure et présente à ce niveau une direction transversale. Elle est immédiatement en rapport avec la synoviale ; l'aponévrose palmaire la recouvre, le nerf médian passe au-dessous d'elle. Une ligne transversale partant de la commissure du pouce et allant rejoindre le bord cubital de la main ; tel est le point qui répond le plus habituellement à la situation de cette artère. Aussi toute incision pratiquée à la face antérieure de la main devra-t-elle être faite soit au-dessus, soit au dessous de cette ligne.

L'idée de porter le bistouri sur une région si riche en organes importants et qu'il faut respecter, a bien le droit d'effrayer un chirurgien inexpérimenté. Cependant, il ne faudrait pas s'exagérer les dangers de l'intervention. Il en est, pour les kystes hordéiformes, comme pour toutes les collections liquides, quelles qu'elles soient, en se développant, ces tumeurs refoulent excentriquement les organes du voisinage.

Les points de repère représentent non point la situation réelle, actuelle, des artères et des nerfs, mais leur situation normale. Dans beaucoup de cas, on pourra chercher le point le plus fluctuant et, tout en tenant compte des données anatomiques, inciser dans ce point précis.

Une précaution qui nous paraît vraiment indispensable, c'est de ne pas faire dépasser à l'incision, le cul-de-sac supérieur des gaînes, car on ouvrirait ainsi une voie aux fusées purulentes vers les organes voisins. Qui sait si l'ouverture de ces culs-de-sac n'a pas été maintes fois la cause de ces phlegmons étendus dont nous avons parlé? Quand nous avons décrit les synoviales des tendons fléchisseurs, nous avons indiqué la limite supérieure de chacune d'elles, aussi ne reviendrons-nous pas sur ce sujet. Mais nous devons faire remarquer que cette limite n'est plus la même quand la gaîne est distendue par les grains hordéiformes ; le cul-de-sac remonte alors plus ou moins haut et forme au-dessus des parties qui le recouvrent un relief plus ou moins appréciable, que le bistouri ne devra jamais atteindre.

L'incision faite, tout n'est pas terminé, il reste encore à vider la poche, à la râcler, à enlever soigneusement les parties trop profondément modifiées. Comment doit-on procéder à cette opération ?

On s'est quelquefois servi de la curette de Volkmann pour nettoyer les parois de la poche. Bien que nous n'ayons aucun accident à relater, nous pensons que cet instrument doit être délaissé. Il ne faut pas oublier qu'à la région du poignet, les synoviales reposent sur les os du carpe et les articulations qui les unissent. Ne doit-on pas craindre de blesser ces articulations lorsque l'on râcle la poche avec un instrument tranchant ? Nous croyons préférable de suivre l'exemple de M. Verneuil et de déterger le kyste au moyen du doigt.

La plupart des chirurgiens après avoir vidé la poche, pratiquent dans la tumeur des injections d'eau phéniquée au vingtième. Ces injections ont pour but, non-seulement de nettoyer la poche, mais aussi de modifier la membrane interne du kyste et de favoriser le développement de l'inflammation adhésive qui doit amener la guérison de la synovite.

Le drain peut être employé de deux manières différentes· On peut se servir d'un tube unique qui entrant par l'ouverture supérieure sort par l'inférieure, traversant ainsi la tumeur dans toute son étendue. Dans d'autres cas, on s'est servi de deux petits drains, longs seulement de quelques centimètres et que l'on a placés, l'un dans l'ouverture supérieure, l'autre dans l'ouverture inférieure.

Cette dernière méthode présente certains avantages, surtout quand on emploie les pansements rares. Les bourgeons charnus en se développant, repoussent devant eux le tube et l'on a pu trouver les ouvertures complètement cicatrisées sous l'ouate sans que l'on ait été obligé de retirer le drain. On peut, par ce moyen, conserver le pansement fort longtemps sans le renouveler.

Une dernière question se propose à notre examen. Convient-il de réunir les lèvres de la plaie par des sutures métalliques ? Nous nous sommes déjà expliqué à ce sujet. Nous avons vu qu'un certain nombre de chirurgiens n'hésitent pas à rechercher la réunion par première intention.

Nous ne voulons pas dire qu'elle soit impossible, mais nous ferons remarquer que, d'après l'observation XII, M. Notta dut au bout de quelques jours enlever les sutures qu'il avait faites, à cause de l'inflammation suppurative qui s'était emparée de la plaie.

D'autres chirurgiens, au contraire, loin de redouter la suppuration, la recherchent dans une certaine mesure, et se gardent bien de suturer les lèvres de la plaie. Sans trop espérer la réunion immédiate, nous ne voyons aucun inconvénient à la tenter, à la condition de surveiller attentivement la plaie.

Encore un point de détail. Nous croyons qu'il est utile d'exercer au niveau, et au-dessus de la plaie, une compression assez énergique qui a pour résultat de favoriser l'hémostase et d'empêcher la propagation du pus vers la racine du membre.

Les détails qui précèdent, nous permettent de fixer, de la manière suivante, les règles du manuel opératoire :

1° Rechercher les points de repère ;

2° Rechercher le point où la fluctuation est le plus manifeste ; s'assurer qu'en ce point, il n'existe pas de battements artériels.

3° Inciser à un centimètre au-dessous du cul-de-sac supérieur de la gaîne ;

4° Ouvrir le kyste ; nettoyer les parois de la poche, en redoublant de précaution au niveau de la paroi postérieure. Introduire le tube à drainage ;

5° Pansement antiseptique.

L'opération que nous venons d'étudier semble reconquérir la faveur des chirurgiens, depuis que l'emploi des méthodes antiseptiques en a démontré l'innocuité. Après avoir comparé les résultats funestes de la pratique ancienne avec la bénignité relative et le succès des opérations récentes, on ne peut qu'applaudir à ce revirement.

C'est pourquoi, ayant à traiter un kyste à grains riziformes du poignet, nous tenterions d'abord, non sans quelque scepticisme et à titre d'essai, l'emploi méthodique de la compression et de la vésication. L'inutilité de ces moyens nous étant démontrée, nous n'hésiterions pas à inciser la tumeur sans, toutefois, oser nous affranchir d'aucune précaution antiseptique ; mais nous aurions recours aussi bien au pansement de Guérin qu'à celui de Lister, l'un et l'autre ayant donné, dans le cas présent, d'excellents résultats.

CONCLUSIONS

1° Les moyens médicaux (révulsifs, vésicatoires, liquides, résolutifs, pommades fondantes), n'ont aucune action
sur les synovites tendineuses à grains riziformes ;

2° La compression **a**, dans certains cas, donné des résultats favorables, mais elle a parfois l'inconvénient de
refouler les grains riziformes dans une gaîne voisine ;

3° Les injections de teinture d'iode ont donné de meil-
leurs résultats ; nous avons relevé à leur effectif sept ou
huit succès ; mais, elles ne sont applicables qu'aux kystes
à poche uniloculaire ;

4° L'incision et le drainage étaient autrefois suivis
d'accidents graves (fusées purulentes, phlegmons, infection purulente et mort). Ces accidents n'ont pas été obser-
vés depuis l'emploi des moyens antiseptiques ;

5° Presque dans tous les cas où l'incision et le drainage
des kystes ont été pratiqués selon toutes les règles de la
méthode antiseptique, la guérison a été observée ;

6° Cette guérison se fait souvent longtemps attendre. La
réunion par première intention, bien que possible, est
exceptionnelle.

INDEX BIBLIOGRAPHIQUE

Bidart. — Thèse de Paris, 1858.

Boinet. — Traité d'iodothérapie.

Boyer. — Traite des maladies chirurgicales, T. XI.

Chassaignac. Traité clinique et pratique des opérations chirurgicales. T. II. — Traité de la suppuration. T. II.

Dupuytren. — Leçons orales de clinique chirurgicale. T. III.

Cazanon. — Thèse de Paris, 1866.

Faucon. — Bulletin de la Société de chirurgie, 1874.

Gosselin. — Recherches sur les kystes synoviaux de la main et du poignet. — Mémoires de l'Académie de médecine, 1851. — Gazette des hôpitaux, 1858.

Guerlou. — Thèse de Paris, 1868.

Jarjavay. — Gazette des hôpitaux, 1841.

Lantier. — Thèse de Paris, 1866.

Michon. — Des tumeurs synoviales de la partie inférieure de l'avant-bras, de la face palmaire du poignet et de la main. — Thèse de concours, 1851.

Nicaise. — De la synovite tendineuse à grains riziformes. — Gazette médicale, 1872.

Phaleppi. — Thèse de Paris, 1873.

Poulain. — Mémoire sur la crépitation des gaînes tendineuses. — Gazette médicale, 1835.

Richet. — Traité d'anatomie topographique.

Tillaux. — Traité d'anatomie topographique.

Schwartz. — Gazette des hôpitaux, 13 août 1874.

Sappey. — Traité d'anatomie descriptive.

Verneuil. — Mémoires de chirurgie. T. II. — Gazette hebdomadaire, 1868.

Velpeau. — Leçons orales de Clinique chirurgicale. T. III. — Anatomie, physiologie et pathologie des cavités closes.

Virchow, 1842. — Ueber die Koerperhaltigen Cysten an den sehnenscheiden der Haudwurzel (medicin Zeitung der Vereins. F. Heilk, in Preussens) n° 3, p. 40.

Hyrtl, 1842. — Medicinische Jahrbucher des Osterreich. Staates. Bd. XXXIX. S. 261.

Imprimerie A. DERENNE, Mayenne. — Paris, boulevard St-Michel, 52.

Imprimerie A. DERENNE, Mayenne.— Paris, boulevard Saint-Michel, 52.

www.ingramcontent.com/pod-product-compliance
Ingram Content Group UK Ltd.
Pitfield, Milton Keynes, MK11 3LW, UK
UKHW020020080726
13614UKWH00003B/1472